BEI GRIN MACHT SICH IHR
WISSEN BEZAHLT

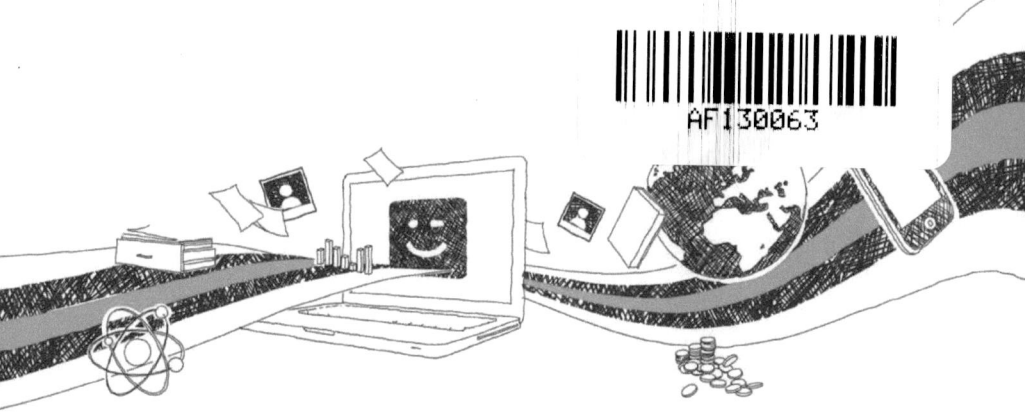

- Wir veröffentlichen Ihre Hausarbeit,
  Bachelor- und Masterarbeit

- Ihr eigenes eBook und Buch -
  weltweit in allen wichtigen Shops

- Verdienen Sie an jedem Verkauf

Jetzt bei www.GRIN.com hochladen
und kostenlos publizieren

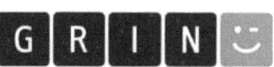

Bibliografische Information der Deutschen Nationalbibliothek:

Die Deutsche Bibliothek verzeichnet diese Publikation in der Deutschen National-
bibliografie; detaillierte bibliografische Daten sind im Internet über http://dnb.d-
nb.de/ abrufbar.

Impressum:

Copyright © 2008 GRIN Verlag, Open Publishing GmbH
Druck und Bindung: Books on Demand GmbH, Norderstedt Germany
ISBN: 978-3-668-12374-8

Dieses Buch bei GRIN:

http://www.grin.com/de/e-book/119033/epidemiologie-und-versorgungssituation-
von-diabetes-mellitus-zum-stand

Miriam Roemer

Epidemiologie und Versorgungssituation von Diabetes mellitus. Zum Stand der Forschung

GRIN Verlag

GRIN - Your knowledge has value

Der GRIN Verlag publiziert seit 1998 wissenschaftliche Arbeiten von Studenten, Hochschullehrern und anderen Akademikern als eBook und gedrucktes Buch. Die Verlagswebsite www.grin.com ist die ideale Plattform zur Veröffentlichung von Hausarbeiten, Abschlussarbeiten, wissenschaftlichen Aufsätzen, Dissertationen und Fachbüchern.

Besuchen Sie uns im Internet:

http://www.grin.com/

http://www.facebook.com/grincom

http://www.twitter.com/grin_com

Inhaltsverzeichnis

1   Inhalt der Arbeit

Diabetes mellitus ist eine Volkskrankheit. Verschiedene Trends der aktuellen gesellschaftlichen Entwicklung, beispielsweise der Strukturwandel hin zur Informationsgesellschaft (und damit zur Dominanz von Büroarbeitsplätzen) sowie die Veränderung der Ernährungsgewohnheiten breiter Bevölkerungsschichten, begünstigen ihre Verbreitung noch in fataler Weise. Das führt nach Expertenmeinungen und auch in der öffentlichen Wahrnehmung dazu, dass der Diabetes und damit auch dessen Erforschung, Behandlung und Prävention von enormer und noch zunehmender Bedeutung für die Volksgesundheit sind.

Umso mehr verblüfft es, dass die Recherche zum aktuellen Stand der epidemiologischen Forschung in der frei zugänglichen Literatur nicht zu der Bedeutung des Diabetes angemessen aktuellem und signifikantem Datenmaterial führt. Im Rahmen dieser Arbeit sollen der aktuelle Stand der Forschung beschrieben und die Ergebnisse verschiedener Studien vorgestellt werden.

Ungeachtet der Unterschiede bei der statistischen Herangehensweise und bei den Ergebnissen im Einzelnen lassen alle betrachteten Studien auf eine für eine Volkskrankheit enorm hohe Dunkelziffer schließen. Gegenstand des vierten Kapitels der Arbeit ist die Versorgungssituation in Deutschland. Aufbauend auf der Beschreibung der historischen Entwicklung sowie der kritischen Analyse der aktuellen Situation sollen Verbesserungspotentiale identifiziert und Ansätze und Initiativen zur Umsetzung vorgestellt werden. Ausgehend von den Erkenntnissen der vorherigen Kapitel soll ein besonderes Augenmerk auf der Diagnose und Prävention des Diabetes gelegt werden.

2 Diabetes mellitus

Beim Diabetes mellitus („honigsüßer Durchfluss", griechisch, von altgriechisch, „hin-durchgehen", „hindurchfließen" und lateinisch *mellitus* „honigsüß")[1] handelt es sich um eine chronische Stoffwechselerkrankung, die durch einen erhöhten Blutzuckerspiegel bei erniedrigter intrazellulärer Blutzuckerverfügbarkeit gekennzeichnet ist. In Deutschland sind ca. 4 -5% der Bevölkerung Diabetiker.

Hauptformen des Diabetes mellitus sind Typ I und Typ II. Seltener dagegen sind die sekundären Diabetesformen, die durch Grunderkrankungen wie z.b. Pankreatitis, Morbus Cushing, Akromegalie oder durch Arzneimittel, z.b. Glucokortikoide oder Thiazid-Diuretika, bedingt sind.

2.1 Diabetes mellitus Typ I

Von allen Diabetikern in Deutschland sind etwa 10% Diabetiker des Typ I. Das Manifestationsalter liegt meist vor dem 40. Lebensjahr.

Diabetes Typ I zählt zu den so genannten Autoimmunerkrankungen. Die genaue Ursache der Krankheit ist noch unklar. Derzeit wird davon ausgegangen, dass körpereigene Antikörper die Insulin produzierenden Zellen der Bauchspeicheldrüse zerstören. Wenn ca. 80 – 90 % dieser Zellen zerstört sind, wird die Erkrankung klinisch erkennbar.

Das Krankheitsbild entwickelt sich relativ schnell innerhalb von einigen Tagen bis wenigen Wochen und lässt sich anhand folgender Beschwerden erkennen:

- Häufiges Wasserlassen (Polyurie): Durch die Erhöhung des Blutzuckers wird überflüssiger Blutzucker über den Urin ausgeschieden. Der Betroffene trinkt durch den der hohen Ausscheidung entsprechenden Flüssigkeitsbedarf sehr viel (Polydipsie), dennoch trocknet er zunehmend aus (Exsikkose).
- Gewichtsverlust (Wasserverlust und Fettabbau zur Energiegewinnung) trotz reichlicher Nahrungsaufnahme.
- Übelkeit, Schwäche und Bewusstseinsstörungen bis hin zum Koma.
- Erhöhter Blutzuckerwert (Normwert: nüchtern 50 – 100 mg/dl, nach dem Essen 100 – 140 mg/dl, pathologisch: nüchtern >110mg/dl, nach dem Essen 2 0 0 m g/dl)

---

[1] Vgl.: Online im Internet: URL: „http://de.wikipedia.org/wiki/Diabetes_mellitus [Stand: 05.08.2008]".

Etwa 25 Prozent der Patienten zeigen überhaupt keine Symptome. Erst durch die Entwicklung der Ketoazidose wird die Krankheit erkannt.

Zur genauen Diagnose wird das C-Peptid gemessen, ein köpereigener Insulinvorläufer. Diese Messung ermöglicht die Abschätzung der Resteigeninsulinproduktion. Weiterhin werden Glucose und Ketonkörper, die als Folge des erhöhten Fettabbaus entstehen, bestimmt.

Die Therapie besteht aus dem Spritzen von Insulin, einer diabetesgerechten Ernährung und leichter sportlicher Betätigung. Je nach Persönlichkeit und Lebensgewohnheiten kann die Insulinbehandlung individuell angepasst werden, so dass ein weitgehend normales Leben möglich ist.

2.2 Diabetes mellitus Typ II

Etwa 90% aller Diabetiker leiden am Diabetes Typ II, dem so genannten Altersdiabetes. Betroffen sind meist Menschen im höheren Lebensalter. Die Mehrzahl der Diabetiker des Typs II sind älter als 40 Jahre, ca. 20 % sind älter als 70. Zwischen 80 und 90 Prozent der Typ-2-Diabetiker sind übergewichtig.

Ursache des Diabetes Typ II ist eine verminderte Insulinempfindlichkeit der Zielzellen. Anders als bei Typ I ist die Insulinproduktion hier erhalten. Die Bauchspeicheldrüse produziert immer größere Mengen Insulin, um die Insulinresistenz auszugleichen.

Hauptrisikofaktoren sind vor allem äußerliche Faktoren, wie Übergewicht, falsche, ungesunde Ernährung und Bewegungsmangel. Eine erbliche Komponente kann bei der Krankheitsentstehung eine Rolle spielen.

Viele Typ-2-Diabetiker haben jahrelang keine so stark wie bei Typ I ausgeprägten Symptome, daher ist die Diagnosestellung meist zufällig. Die Symptome sind:

- Gehäufte Harnwegsinfekte und Pilzinfektionen
- Juckreiz
- unspezifische Symptome wie Müdigkeit, Schwäche und depressiver Verstimmung
- später vergleichbare Symptome wie bei Typ I, also vermehrter Durst und Wasserlassen
- Erhöhter Blutzucker

Die Therapie besteht zunächst aus Ernährungsumstellung und Bewegung. Bei erfolgreicher Gewichtsreduzierung ist eine medikamentöse Therapie meistens nicht erforderlich. Sollte diese doch unumgänglich sein, werden orale Diabetika verabreicht. Gelegentlich ist eine Insulinbehandlung notwendig. Weiterhin müssen Folge- und Begleiterkrankungen, vor allem Herz-Kreislauf-Erkrankungen, vorgebeugt und gegebenenfalls behandelt werden.

2.3 Metabolisches Syndrom

Das gemeinsame Auftreten von bauchbetonter Adipositas, erhöhtem Blutfettspiegel, Hypertonie und Diabetes mellitus Typ II bezeichnet man als metabolisches Syndrom (Synonym: tödliches Quartett, Reavan-Syndrom oder Syndrom X). Es wird als Risikofaktor für koronare Herzkrankheiten angesehen.

Bei länger bestehender Erkrankung können Ablagerungen in den Blutgefäßen (Arteriosklerose) zu Herzinfarkt, Schlaganfall etc. führen.

Die mit der bauchbetonten Adipositas einhergehenden Fetteinlagerungen im Bauchraum und an den inneren Organen beeinflussen den Fett- und Kohlenhydratstoffwechsel durch die hohe Stoffwechselaktivität so negativ, dass Diabetes eine Folge sein kann.

Die Grenzwerte, vor allem beim Taillenumfang, Blutdruck und Blutzucker wurden in letzter Zeit mehrmals nach unten korrigiert, wodurch auch die Prävalenz des metabolischen Syndroms in Deutschland mehrmals nach oben korrigiert wurde.[2]

---

[2] Vgl.: Schäffler, A.; Menche, N. (1998)

3   Epidemiologie des Diabetes mellitus

Derzeit können keine exakten Angaben zur gegenwärtigen Häufigkeit des Diabetes mellitus in Deutschland gemacht werden, da keine aktuellen Daten zur Diabetesprävalenz aus bevölkerungsbezogenen repräsentativen Studien vorliegen. Basierend auf den verfügbaren epidemiologischen Daten (Bevölkerungsbefragungen und –untersuchungen (Surveys), Erhebungen von Krankenversicherungen, Kliniken und Praxen, Ergebnisse von Früherkennungsaktionen, Umsatzzahlen von Antidiabetika) können über die aktuelle Prävalenz in Deutschland Schätzungen vorgenommen werden. Diesen Schätzungen zufolge beträgt die Zahl der behandelten Diabetiker zwischen 5 und 6 Millionen. Es wird mit einer weiter steigenden Zahl gerechnet. Hierbei spielen Risikofaktoren, vor allem Übergewicht schon bei Jugendlichen und Kindern, eine große Rolle.

3.1   Ergebnisse einzelner Datenerhebungen zur Prävalenz des Diabetes

Eine Schätzung der aktuellen Prävalenz beruht auf den repräsentativ erhobenen Daten des Bundes-Gesundheitssurvey von 1998. Es handelt sich dabei um eine repräsentative Bevölkerungsstichprobe von rund 7125 Personen zwischen 18 und 79 Jahren, die zu ihrer Gesundheit befragt und untersucht wurden. Die geschätzte Prävalenzrate von Diabeteserkrankungen insgesamt beträgt bei der Studie 4,7% bei Männern und 5,6% bei Frauen. Die Angaben können jedoch nicht uneingeschränkt auf die Gesamtbevölkerung hochgerechnet werden, da einige Bevölkerungsgruppen von der Studie ausgeschlossen wurden. Dazu zählen: Bewohner von Alten-, Heil- und Pflegeheimen, kasernierte Soldaten, Insassen von Justizvollzugsanstalten und Obdachlose. Bei Hinzuziehung der Rosenbauer-Studie zur Prävalenz des Typ-I-Diabetes bei 0- bis 17-jährigen und einer Fortschreibung der geschlechtsspezifischen Prävalenzraten der 70- bis 79-jährigen für Personen ab 80 wurde 2003 die Diabetes-Prävalenzrate der Gesamtbevölkerung Deutschlands auf 4,8% , also etwa 4 Mio. geschätzt.

Eine weitere Datenquelle ist eine Versichertenstichprobe der AOK Hessen/ KV Hessen aus 2003. Basierend auf den Krankenkassendaten wurde eine Prävalenzrate von AOK Versicherten mit bekannter Diabetesdiagnose von 6,9% ermittelt. Hochgerechnet auf die Gesamtbevölkerung ergibt sich daraus eine Prävalenzrate von 5,8 Mio. Diabetikern. Zieht man in Betracht, dass einige Autoren auch einen Zusammenhang zwischen sozialen Aspekten und der Häufigkeit einer Diabeteserkrankung herstellen, wären für eine exaktere Hochrechnung ähnliche Studien bei anderen Versichertenpopulationen gesetzlicher und privater Versicherungen wünschenswert, um die Signifikanz der Informationen zu verbessern. [3]

Hochrechnungen des Zentralinstitutes für die Kassenärztliche Versorgung, das die Diabetiker erfasst, die Arztpraxen aufsuchen, aus dem Jahr 2005 zufolge gibt es in Deutschland 5,2 Mio. Diabetiker. Die Hochrechnung basiert jedoch lediglich auf Daten von Patienten, die sich auch tatsächlich ärztlich behandeln lassen.

Weniger bedeutungsvoll für aktuelle Schätzungen ist das Diabetes-Register der ehemaligen DDR. Demnach betrug 1987 die Diabetes-Prävalenzrate 3,99%. Da die Zahlen aufgrund des Alters und der veränderten Verhältnisse in Deutschland nach der Wiedervereinigung nicht mehr zeitgemäß sind, stellen sie keine verlässliche Grundlage für Hochrechnungen dar, zeigen aber ein recht genaues Bild der Diabeteshäufigkeit in Ostdeutschland bis zum Ende der 80-er.

3.2   Inzidenz des Diabetes

Zur Inzidenz, der Rate der Neuerkrankungen, können wie zur Prävalenz keine konkreten Angaben gemacht werden. Es liegen aktuell Schätzungen für Kinder und Jugendliche mit Diabetes Typ I aus dem Jahr 2002 von Rosenbauer vor. Demnach erkranken in Deutschland ca. 2000 bis 3000 Personen unter 20 Jahren an Diabetes Typ I. Für die Anzahl der Neuerkrankungen bei Erwachsenen liegen keine Studien vor. Dies gilt auch für die Inzidenz bei Diabetes Typ II. Die heute verwendeten Schätzungen basieren auf den Aufzeichnungen der Diabetesregister der DDR. 1986 erkrankten etwa 733 von 200.000 Männern und Frauen. Da insgesamt von einem Anstieg der Neuerkrankungen ausgegangen wird und die veränderten Lebensverhältnisse seit der Wende berücksichtigt werden müssen, ist heute laut Chantelau mit einer Anzahl von 300.000 bis 500.000 Personen mit einem neu diagnostizierten Diabetes Typ II zu rechnen. [4]

---

[3] Vgl. z.B. Häussler et al. 2006: 3 f.
[4] Vgl. z.B. Häussler et al. 2006: 5

3.3 Dunkelziffer des Diabetes mellitus in Deutschland

Bei der Analyse der Angaben zur Prävalenz und Inzidenz des Diabetes in Deutschland muss von einer nicht unerheblichen Anzahl Diabetikern ausgegangen werden, die noch nicht diagnostiziert sind bzw. nicht ärztlich behandelt werden.

Zur Anzahl unerkannter Diabetiker existieren für Deutschland Daten aus der Augsburger KORA-Studie aus dem Jahr 2000. Dabei wurde bei 55- bis 74jährigen Personen ohne bekannten Diabetes ein oraler Glukosetoleranztest durchgeführt. Die Anzahl der Personen mit einem unentdeckten Diabetes lag danach in der untersuchten Altersgruppe bei 8,2%. Die Übertragung auf die Altersgruppe der 18- bis 79-jährigen ergäbe eine Dunkelziffer von 2,4%.

In einer anderen Untersuchung wurde in jüngster Zeit die Dunkelziffer des Diabetes in stationären Pflegeeinrichtungen analysiert: Bei einer weniger strengen Definition des Diabetes mellitus (HbA1c > 7,0 Prozent) waren ca. 8,5 Prozent der angeblich stoffwechselgesunden Heimbewohner betroffen.[5] Weitere Ergebnisse stammen aus den Angaben des Bundes-Gesundheitssurveys von 1998. Bei Blut- und Urinuntersuchungen stellte sich heraus, dass bei bis zu 2,1 % der Probanden Messwerte erhöht waren. Davon waren bei 0,4% der Probanden alle Messwerte erhöht. Daraufhin wurde die Gesamtzahl der Dunkelziffer unentdeckter Diabetiker auf 1% der deutschen Gesamtbevölkerung geschätzt.

Abhängig von den zu Grunde liegenden Kriterien und Messverfahren kann derzeit von einer geschätzten Anzahl von 200.000 bis 1.500.000 Menschen mit einem unentdeckten Diabetes ausgegangen werden. Ergänzt man die Anzahl der bisher erkrankten Diabetiker und der Schätzung der jährlichen Neuerkrankten um die vermutete Dunkelziffer, dann dürften heute ca. 10 Prozent der deutschen Bevölkerung an einem Diabetes mellitus leiden. Die vergleichsweise hohe Dunkelziffer zeigt, dass die Bemühungen für eine frühere Erkennung verstärkt werden müssen. Bei Risikopersonen könnte die Entwicklung der Krankheit durch Screeningmaßnahmen frühzeitig erkannt und durch geeignete Präventionsmaßnahmen verhindert oder zumindest verzögert werden. [6]

---

[5] Vgl. Deutscher Gesundheitsbericht Diabetes 2008
[6] Vgl.: Online im Internet: URL: „http://www.diabetesstiftung.de/fileadmin/dds_user/ dokumente/ddu_2003_hauner.pdf [Stand: 23.08.08]".

3.4 Stand der Forschung und Ausblick

Die Diabetesversorgung in Deutschland befindet sich gegenwärtig in einem vielschichtigen Veränderungsprozess, der durch aussagekräftige und qualitätsgesicherte Daten dargestellt und begleitet werden sollte. Es muss zwar von einem Anstieg der Neuerkrankungen des Diabetes ausgegangen werden, aktuelle Zahlen liegen jedoch nicht vor, so dass die Prognosen mit großer Unsicherheit behaftet sind. Es steht aber außer Frage, dass die Bemühungen um eine frühere Erkennung des Diabetes verstärkt werden müssen.

Der Trend der Zunahme der Diabeteserkrankungen in Deutschland wird durch eine Studie des Else-Kröner-Fresenius-Zentrums für Ernährungsmedizin der TU München bestätigt und konkretisiert. Bei der Studie handelt es sich um eine rückblickende Analyse von Daten einer Zufallsstichprobe aller Versicherten der AOK Hessen von 1998 bis 2004. [7] Das Deutsche Diabetes-Zentrum DDZ an der Heinrich-Heine-Universität Düsseldorf hat einen Arbeitsbereich zur Versorgungsforschung eingerichtet, durch den kontinuierlich Daten zur ambulanten und stationären Diabetesversorgung erhoben, aufbereitet und publiziert werden. Die erhobenen Daten werden kontinuierlich hinsichtlich Qualität und Aktualität evaluiert.[8]

Zur besseren Versorgung von Diabetes-Patienten hat sich das Kompetenznetz Diabetes gegründet. Es handelt sich dabei um einen Zusammenschluss von bisher sieben deutschen Forschungsverbänden mit dem Ziel, in den nächsten Jahren Entstehungsbedingungen, Prävention und Behandlung des Diabetes besser zu erforschen.

Weiterhin zählen zu den bedeutenden diabetologischen Forschungseinrichtungen:

- Das Deutsche Institut für Ernährungsforschung in Potsdam-Rehbrücke (DifE)
- Das Institut für Diabetes „Gerhard Katsch" Karlsburg e.V. und
- Das Institut für Diabetesforschung München der Diabetes-Forschungsgruppe Diabetes e.V.

---

[7] Online im Internet: URL: „www.diabetes-deutschland.de [Stand:15.08.08]".
[8] Online im Internet: URL: „www.telemedizinfuehrer.de [Stand: 15.08.08]".

4 Entwicklung einer modernen Diabetesversorgung

In den letzten Jahren wurden in der Diagnostik, Behandlung und in dem Management von Diabeteserkrankungen intensive Anstrengungen unternommen, um eine Regelversorgung der Diabetiker durch diabetesspezifische Versorgungsverträge zu erreichen. Die Grundlage der heutigen Versorgungsstrukturen wurde bereits im 19. Jahrhundert geschaffen, als der französische Arzt Apollinaire Bouchardat seinen Patienten eine aktivere Position in der Therapie einräumte und Schulungen der Patienten, tägliche Urinzuckerkontrollen und Gewichtsreduktion empfahl. Mit der Entdeckung des Insulins konnten Diabetiker ihre Therapie nach einer entsprechenden Schulung selbstständig durchführen. Bald schon wurde für eine „bedarfsgerechte Insulintherapie bei freier Kost" plädiert. Die Entwicklung von Blutzuckerteststreifen Mitte der 60-er Jahre bedeutete einen weiteren Schritt zur selbstständigen Insulintherapie durch den Patienten. Erst nachdem die Erfolge von Patientenschulungen in der Diabetestherapie keine Zweifel mehr ließen und sich die Erkenntnis durchsetzte, dass eine normnahe Blutzuckereinstellung Sekundärerkrankungen verhindert, fand die Selbsttherapie auch bei den bisher ablehnenden führenden Diabetologen Anerkennung. In Deutschland wurde Anfang der 80-er Jahre eines der ersten strukturierten Schulungsprogramme für Diabetiker an der Uni-Klinik Düsseldorf entwickelt und in vielen stationären Einrichtungen in Westdeutschland eingeführt.

Die Einführung der Fachrichtung „Endokrinologie" unter Einschluss der Diabetologie, die auf Antrag der 1964 gegründeten Deutschen Diabetes-Gesellschaft (DDG) durch den deutschen Ärztetag 1976 beschlossen wurde, schuf der DDG die Möglichkeit, eine eigene Weiterbildung zum „Diabetologen DDG" zu organisieren, die heute durch Krankenkassen, kassenärztliche Vereinigung und Krankenhausträger weitgehend akzeptiert wird.

Die steigende Zahl von Diabetikern und Patienten mit diabetischen Folgeerkrankungen und den damit verbundenen Ausgabesteigerungen in den Gesundheitssystemen in vielen europäischen Ländern führte 1989 im Rahmen einer internationalen Konferenz von WHO, IDG und Vertretern von Gesundheitsministern und Patientenorganisationen zur Deklaration von St.-Vincent. Die Unterzeichner der Deklaration verpflichteten sich zur Schaffung von Bedingungen zur Verbesserung der Lebensqualität und -erwartung der Diabetiker sowie zur Reduzierung der diabetischen Folgeerkrankungen, vor allem durch

Selbstbetreuung und eine wohnortnahe medizinische und sozioökonomische Betreuung.[9]

Heute werden Diabetiker sowohl ambulant von ihren Haus- und Fachärzten, als auch stationär in Allgemein- und Spezialkliniken und teilstationären Facheinrichtungen versorgt. Neben den Fachärzten und diabetesberatenden Fachkräften können sich heute auch Pflegekräfte für die Versorgung von Diabetikern zur Fachkraft Diabetes und Niere weiterbilden lassen. Somit ist eine Grundlage für eine gute Versorgung der Diabetiker geschaffen.

4.1 Moderne Behandlungskonzepte für Diabetiker

Im Mittelpunkt jeder Diabetestherapie steht eine normnahe Blutzuckereinstellung, um akute Beschwerden und Spätfolgen zu vermeiden. Das soll durch die richtige Ernährung, ausreichende Bewegung und entsprechende medikamentöse Therapie erreicht werden. Zu einer guten Diabetesbehandlung gehört allerdings noch mehr: die Befähigung des Diabetikers, die vereinbarten Maßnahmen zu koordinieren und umzusetzen. Abhängig von Alter, Begleiterkrankungen und Form des Diabetes stehen die Therapieziele Erhaltung bzw. Wiederherstellung der Lebensqualität, Steigerung der Befähigung des Betroffenen, mit der Krankheit umzugehen, Vermeidung von schweren Stoffwechselentgleisungen, diabetesbedingten Begleiterkrankungen und Spätfolgen sowie eine Minimierung der Nebenwirkungen und Belastung durch die Therapie im Vordergrund. Die Diagnostik, die einleitende oder dauerhafte Behandlung und die Überweisung des Patienten an Facheinrichtungen erfolgt in der Regel durch den Hausarzt. Die Überweisung erfolgt je nach Bedarf an Internisten, Augenärzte, Kardiologen oder andere Fachärzte. Weiterhin werden die Patienten durch den Hausarzt an ambulante Einrichtungen und medizinische Dienstleister, z.B. Fußpflegen, über- oder verwiesen. Für die Versorgung der Diabetiker stehen weiterhin noch diabetologische Kliniken und Schwerpunktpraxen als Anlaufpunkt zur Verfügung. Die strikte Trennung von Krankenhausbehandlung, ambulanter Behandlung und Rehabilitation führt jedoch zu einigen Defiziten in der Versorgung des Diabetes. Problematisch sind vor allem die Defizite bei Informationsaustausch, Kooperation und Kommunikation zwischen diesen Bereichen und die teilweise fehlende diabetologische Qualifikation der Hausärzte. Das

---

[9] Vgl. Häussler et al. 2006: 15 f.

führt dazu, dass Patienten die Koordination ihrer Behandlung selber in die Hand nehmen und den Fluss medizinischer Informationen managen müssen.

Durch die Einführung des Gesundheitsreformgesetzes im Jahr 2000 (§§ 140 a ff. SGB V) sind die Erfordernisse der Betreuung von Patienten mit chronischen Erkrankungen und die rechtliche Basis für eine integrierte Versorgung geschaffen. Krankenkassen und Leistungserbringer können eigenständig Verträge zur integrierten Versorgung schließen. Das Ziel der integrierten Versorgung ist es, eine strukturierte Vernetzung von Krankenhausbehandlung und ambulanter Versorgung zu erreichen. Damit soll auch die Kommunikation und Kooperation aller am Gesundungsprozess Beteiligten verbessert werden. Besser koordinierte Behandlungsprozesse führen letztendlich zu einer besseren Versorgung von Patientinnen und Patienten und zur Vermeidung unnötiger Kosten. Die integrierte Versorgung etabliert sich derzeit als ein neues Versorgungsmodell im Gesundheitswesen und das Interesse an Verträgen zur Integrierten Versorgung bei Krankenkassen und Krankenhäusern nimmt kontinuierlich zu. [10] Durch eine Verbesserung der Früherkennung und Versorgung kann für die Betroffenen ein entscheidender Gewinn an Lebensqualität erreicht werden.

Eine völlig neue Perspektive bietet ein telemedizinisches Versorgungsangebot, das sich ideal in entsprechende Diabetes-Betreuungsprogramme der Krankenkassen für chronisch erkrankte Menschen (so genannte Disease Management Programme) integrieren lässt. Durch die Benutzung eines speziellen Stiftes beim Führen des Blutzuckertagebuches erstellt eine Software einen Bericht über den Verlauf der Blutzuckerwerte sowie verabreichte Insulingaben und gibt dem Patienten und seinem Arzt somit jederzeit eine gute Handlungsgrundlage zur Optimierung der Diabetestherapie. [11]

Neben der medikamentösen und diätischen Therapie von Diabetes-Patienten wird im Rahmen der DAWN (Diabetes Attitudes, Wishes and Needs) - Studie versucht, die psychosozialen Ansichten, Wünsche und Nöte der Betroffenen und auch der Gesundheitsanbieter (Ärzte, Pflegekräfte, DiabetesberaterInnen) und der Gesundheitspolitiker in verschiedenen Gesundheitssystemen weltweit zu untersuchen, zu quantifizieren und daraus schließlich Handlungsanweisungen für ein ganzheitliches Konzept für alle Beteiligten zu entwickeln.

Durch so optimierte Diabetestherapien können Folgeerkrankungen verhindert werden und die Lebensqualität der Menschen mit Diabetes gesteigert werden.

---

[10] Online im Internet: URL: „http://www.diabetes-deutschland.de/4631.htm [Stand: 23.08.2008]".
[11] Online im Internet: URL: „http://www.diabetes-deutschland.de/4048.htm [Stand: 23.08.2008]".

4.2 Zur gesundheitsökonomischen Bedeutung des Diabetes

Neben der Verbesserung der und Lebensqualität der Betroffenen wird in der Politik und der Öffentlichkeit den steigenden Gesundheitskosten vermehrt Aufmerksamkeit geschenkt. Für den Typ 2-Diabetes ist eine Untersuchung zu den Kosten des Diabetes durchgeführt worden. Laut dieser Studie beliefen sich die Behandlungskosten 1998 für Typ-2-Diabetiker auf 31,4 Mrd. DM. Je nach Komplikationsstatus betrugen die Kosten je behandelte Person zwischen 3.370 und 11.034 DM. Braun kommt bei seiner Analyse dieser Studie zu dem Schluss: „Alle 90 Minuten ein neu erblindeter Patient, alle 60 Minuten ein neuer dialysepflichtiger Patient, alle 19 Minuten eine Amputation, alle 19 Minuten ein Herzinfarkt und alle 12 Minuten ein Schlaganfall."[12] Den Ergebnissen der KoDiM-Studie zufolge verursachte Diabetes im Jahre 2001in Deutschland insgesamt Kosten in Höhe von fast 60 Milliarden Euro. Sie entfielen auf Kosten im Bereich der Kranken- und Pflegeversicherung und indirekte Kosten durch Krankschreibungen und Frühberentungen.[13]

Die Studienergebnisse über die hohe Dunkelziffer bei Diabeteserkrankten, die deutlich zunehmende Zahl betroffener Patienten mit Diabetes und deren Folgeerkrankungen einschließlich der eingeschränkten Lebensqualität sowie die hohen ökonomischen und sozialen Kosten zeigen die Notwendigkeit der präventiven Strategien. Vor allem ist die Dunkelziffer bei Diabeteserkrankungen deshalb so dramatisch hoch, weil der Diabetes oft jahrelang unentdeckt bleibt und erst dann diagnostiziert wird, wenn bereits folgenschwere Begleiterkrankungen aufgetreten sind. Die Stärkung der gesundheitsfördernden Maßnahmen und deren Umsetzung sind für die Diabetesprävention wesentliche zielführende Strategien, genauso wie die intensive Beratung und Anleitung bzw. Schulung von Diabetes gefährdeten Personen und Diabetespatienten. Folglich sind Initiativen wie der vom Nationalen Aktionsforum Diabetes mellitus (NAFDM) erarbeiteten Nationalen Aktionsplan (NAP) längst fällig und nach Kräften zu unterstützen. [14]

---

[12] Braun 2001
[13] Online im Internet: URL: „http://www.forum-gesundheitspolitik.de/artikel/artikel.pl?artikel=0044 [Stand: 24.08.08]".
[14] Vgl.: Online im Internet: URL: „http://www.deutsche-diabetes-gesellschaft.de/redaktion/news/SZ-Stellungnahme_Nationaler_Aktionsplan_F.pdf [Stand: 27.08.08]"

5   Fazit

Die derzeitige Situation in der Diabetesversorgung wird zunehmend als ein Problem mit finanziellen und sozialen Dimensionen wahrgenommen und der damit verbundene Handlungsbedarf erkannt.

Die Versorgungsqualität bei Diabeteserkrankungen hat sich in den letzten 20 Jahren deutlich verbessert. Anteil daran haben eine verstärkte Spezialisierung und Ausbildung der Ärzte, eine bessere Schulung und Selbstkontrolle der Patienten, neue Medikamente und Insuline und die Weiterentwicklung einer strukturierten, vernetzten Versorgung. Allerdings besteht noch deutlicher Handlungsbedarf. Für eine optimale Versorgungsplanung muss mehr Forschungsarbeit betrieben werden, nicht zuletzt auch zur Schaffung einer robusten, aktuellen Datenbasis. Systematische Prävention von Diabetes und diabetischen Folgeerkrankungen werden noch in zu geringem Maße angeboten bzw. durchgeführt. Aufgrund der wenigen Kontrolluntersuchungen von Folgeschäden und einer mangelhaften Vorbeugung von Spätschäden verursachen diabetesbedingte Erblindung, Nierenversagen und Amputationen dem Gesundheitssystem zusätzliche finanzielle Belastungen und dem Betroffenen unnötiges Leid. Bei der Zusammenarbeit von Fachärzten und Versorgungsebenen besteht Verbesserungspotential. Darüber hinaus müssen das Gesundheitsbewusstsein der Bevölkerung gestärkt und vermehrt Gesundheitsaufklärung betrieben werden, um eine optimale Prävention von Diabeteserkrankungen und deren Folgen erreichen zu können.

Literaturverzeichnis

Urban & Schwarzenberg (1998): Roche Lexikon Medizin. 4. neubearb. und erw. Aufl., München: Urban & Schwarzenberg Verlag für Medizin

Schäffler, A.; Menche, N. (1998): Pflege konkret Innere Medizin. 2. korr. Aufl., Stuttgard: Gustav Fischer

Baumgartner et al. (2003): Häusliche Pflege heute. 1. Aufl., München: Urban & Fischer Verlag

Häussler et al. (2006): Weißbuch Diabetes in Deutschland, Stuttgard: Georg Thieme Verlag KG

Prof. Dr. Janka, H.-U. (2008): Aktuelle Behandlungsstrategien in der Diabetes-Therapie. In: Die Schwester Der Pfleger 47. Jahrg. 05/08: 406 - 410.

Dr. Merker, L. (2008): Fachkraft Diabetes und Niere. In: Die Schwester Der Pfleger 47. Jahrg. 05/08: 412 - 414.

Braun, B. (2001): Die medizinische Versorgung des Diabetes Typ 2 - unter-, über- oder fehlversorgt? In: Schriftenreihe zur Gesundheitsanalyse Band 19 der GEK

Online im Internet: URL: „ http://de.wikipedia.org/wiki/Metabolisches_Syndrom [Stand: 05.08.2008]".

Online im Internet: URL: „http://de.wikipedia.org/wiki/Diabetes_mellitus [Stand: 05.08.2008]".

Online im Internet: URL: „http://de.news.yahoo.com/gp/20080804/thl-neues-diabetes-kompetenznetzwerk-sol-d343981.html [Stand: 05.08.2008]."

Online im Internet: URL: „http://www.ade-rlp.de/dokumente/ade/ veroeffentlichungen/Statement-Diabetes.pdf [Stand: 05.08.2008]."

Online im Internet: URL: „http://www.aerzteblatt.de/v4/archiv/ artikel.asp ?id=57244 [Stand: 05.08.2008]."

Online im Internet: URL: „http://www.deutsche-diabetes-gesellschaft.de/redaktion/ mitteilungen/leitlinien/EBL_Epidemiologie_Update_2004.pdf [Stand: 05.08.08]."
Online im Internet: URL: „http://www.diabetes-deutschland.de/4048.htm [Stand: 23.08.2008]".

Online im Internet: URL: „http://www.diabetes-deutschland.de/4631.htm [Stand: 23.08.2008]".

Online im Internet: URL: „http://www.diabetes-deutschland.de/5377.htm [Stand: 15.08.2008]".

Online im Internet: URL: „http://www.diabetes-risiko.de/dr_news_single.html?
&no_cache=1&tx_ttnews%5BpS%5D=1114898400&tx_ttnews%5BpL%5D=2678399
&tx_ttnews%5Barc%5D=1&tx_ttnews%5Btt_news%5D=295&tx_ttnews%5BbackPid
%5D=89&cHash=7a9a507af3 [Stand: 05.08.2008].“

Online im Internet: URL: „http://www.diabetesstiftung.de/fileadmin/dds_user/
dokumente/ddu_2003_hauner.pdf [Stand:23.08.08]“.

Online im Internet: URL: „http://www.diabetesstiftung.de/fileadmin/dds_user/ doku-
mente/DDU_Gesundheitsbericht_2008.pdf [Stand: 05.08.2008].“

Online im Internet: URL: „http://www.diabetesstiftung.de/fileadmin/
dds_user/dokumente/DDU_Gesundheitsbericht_2007.pdf [Stand: 05.08.2008].“

Online im Internet: URL: „http://www.diabetesstiftung.de/fileadmin/
docs/Versorgungssituation_Diabetes_in_Deutschland.pdf [Stand: 05.08.2008].“

Online im Internet: URL: „http://www.diabetesstiftung.de/studien.html [Stand:
05.08.2008].“

Online im Internet: URL: „http://www.diabetesstiftung.de/studien.html [Stand:
05.08.2008].“

Online im Internet: URL: „http://www.diabetes-world.net/Portal-fuer-Fachleute-
Mediziner-und-Therapeuten/Lebenssituationen/Geriatrie/Diabetes-im-
Alter/Epidemiologie-Diabetes-im-Alter.htm?ID=4566 [Stand: 15.08.2008].“

Online im Internet: URL: „http://www.diabsite.de/aktuelles/
nachrichten/2006/060220.html [Stand: 05.08.2008].“

Online im Internet: URL: „http://www.faz.net/s/ Rub
7F74ED2FDF2B439794CC2D664921E7FF/Doc~EF263F23CCB9E4FF59618CEB3FC
E4C248~ATpl~Ecommon~Scontent.html [Stand: 05.08.2008].“

Online im Internet: URL: „http://www.internisten-im-netz.de/
de_news_6_1_302.html [Stand: 05.08.2008].“

Online im Internet: URL: „http://www.medizin-aktuell.de/cme-diabetes/
11epidemiologie/02st/expertenwissen.htm [Stand: 05.08.2008].“

Online im Internet: URL: „http://www.netdoktor.de/krankheiten/fakta/ diabetes_2.htm
[Stand: 05.08.2008].“

Online im Internet: URL: „http://www.onmeda.de/krankheiten/
diabetes_mellitus.html?p=4 [Stand: 05.08.2008].“

Online im Internet: URL: „http://www.prognos.com/fileadmin/pdf/diabetes-a.pdf
[Stand: 05.08.2008].“

Online im Internet: URL: „http://www.uni-duesseldorf.de/AWMF/ll/057-003.pdf
[Stand: 05.08.2008].“

Online im Internet: URL: „www.diabetes-deutschland.de [Stand:15.08.08]“.

Online im Internet: URL: „www.telemedizinfuehrer.de [Stand: 15.08.08]“.

Online im Internet: URL: „http://www.forum-gesundheitspolitik.de/artikel/
artikel.pl?artikel=0044 [Stand: 24.08.08]“.

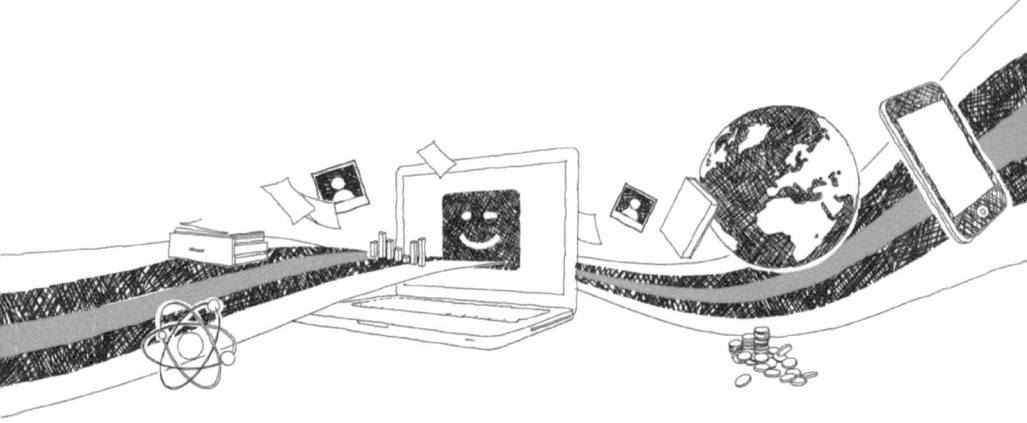
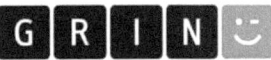